HOCH INTENSIVES INTIM TRAINING

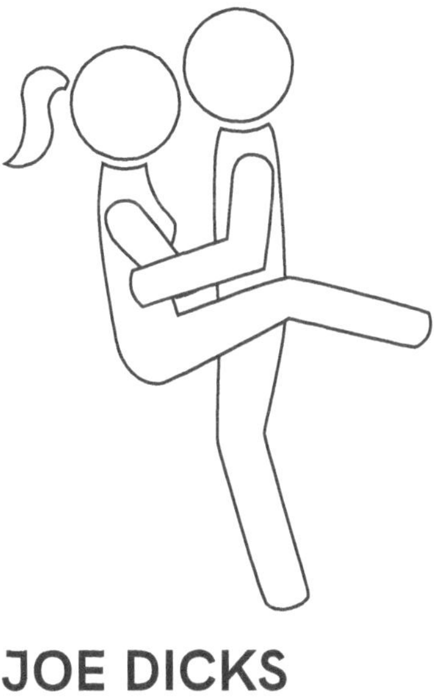

60 Partnerübungen, die jeden ins Schwitzen bringen

JOE DICKS

Aus dem Englischen von Max Pimper

YES

INHALT

WORKOUT FÜR DEN CORE

Frisch gefickt ist halb gewonnen.

FICKESTÜTZ

Rücken gerade lassen und schön tief reingehen. Die letzten 5 dürft ihr auf den Knien machen.

60 Stöße,
20 Sekunden Pause

Schwierigkeitsgrad

Anspruchsvoll

Intensität

Stufe 3

FICKESTÜTZ

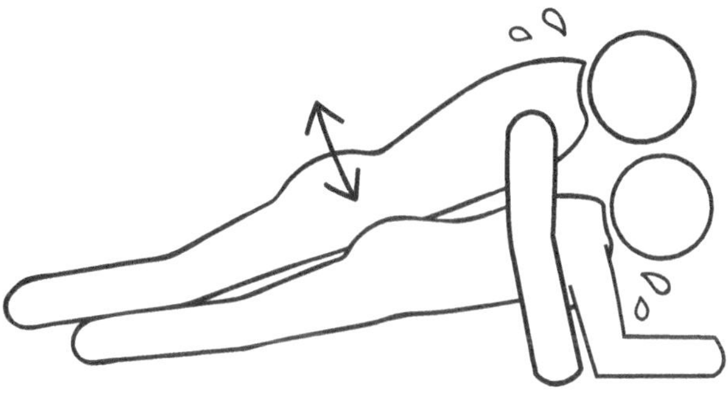

FICKSCHERE

Keine Sorge, diese Schere
schneidet ihm nichts ab.
Im Gegenteil!

60 Stöße,
20 Sekunden Pause

Schwierigkeitsgrad

Mittel

Intensität

Stufe 4

FICKSCHERE

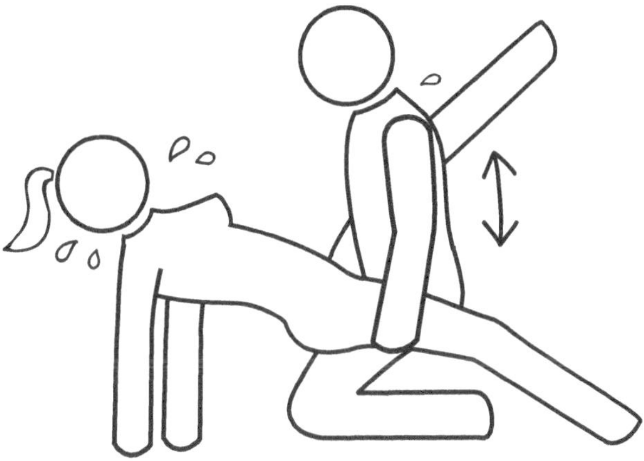

SCHWITZKASTEN

Diese Übung löst eventuelle Verspannungen im unteren Schambereich.

60 Stöße,
20 Sekunden Pause

Schwierigkeitsgrad

Anspruchsvoll

Intensität

Stufe 4

SCHWITZKASTEN

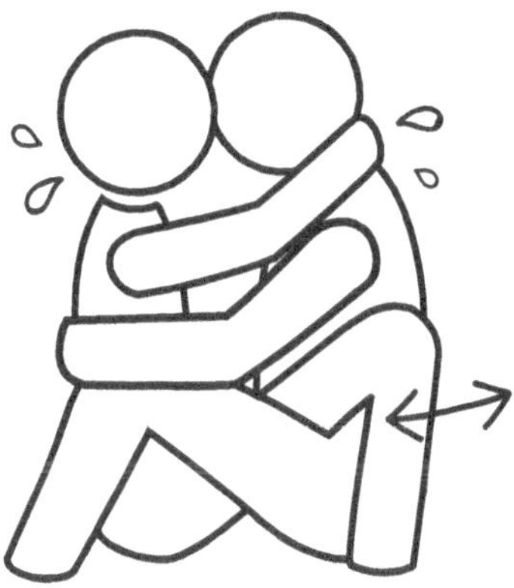

LECKENDE KOBRA

Fühlst du schon den Burn?
Fühlst du ihn? Ja? Jaaa?

60 Sekunden Spaß,
20 Sekunden Pause

Schwierigkeitsgrad

Einfach

Intensität

Stufe 1

LECKENDE KOBRA

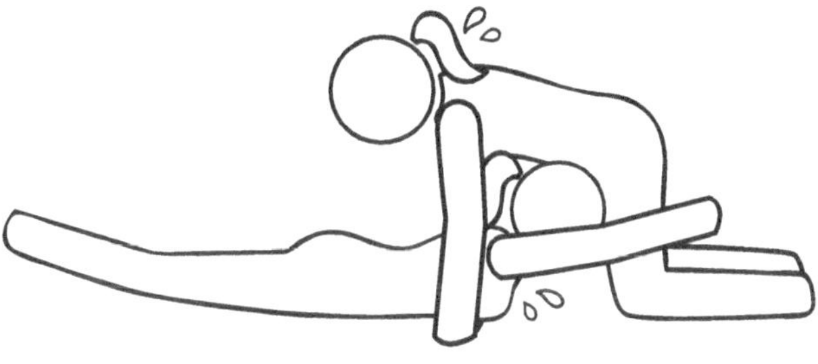

POPP-UP

Jetzt wird gepoppt, bis es droppt.

60 Stöße,
20 Sekunden Pause

Schwierigkeitsgrad

Einfach

Intensität

Stufe 3

POPP-UP

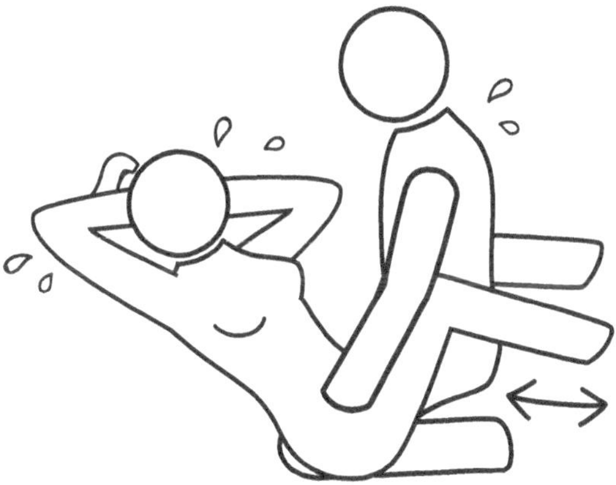

SCHWANKENDE PLANKE

Übungsvariante: auf den Fingerspitzen. Kräftigt die Unterarmmuskulatur, die ihr ja oft und gerne beansprucht, ihr wisst schon, wie.

60 Stöße,
20 Sekunden Pause

Schwierigkeitsgrad

Schwierig

Intensität

Stufe 1

SCHWANKENDE PLANKE

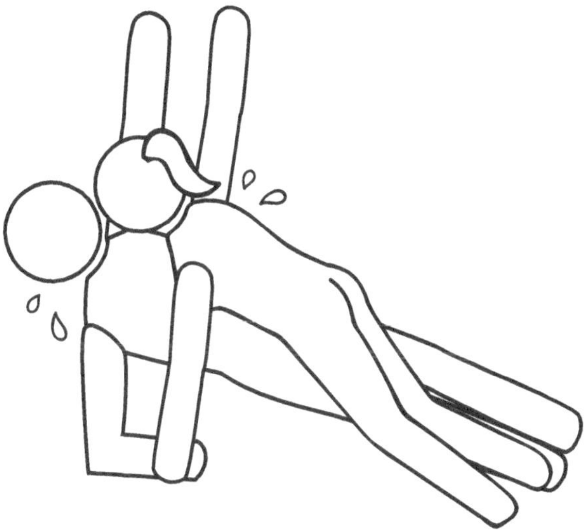

SCHUBKARRE

»Sag mal, wann hast du hier das letzte Mal gesaugt?«
»Na vorhin, willst du schon wieder?«

60 Stöße,
20 Sekunden Pause

Schwierigkeitsgrad

Einfach

Intensität

Stufe 2

SCHUBKARRE

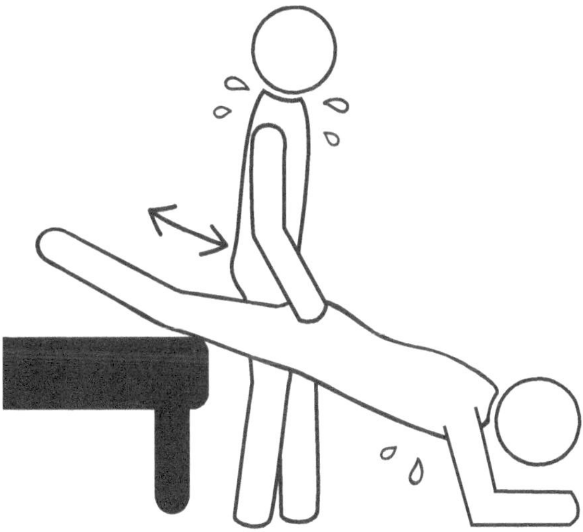

WILLIGER WINDHUND

Wichtig ist, dass ihr erst auf die technisch korrekte Ausführung der Übung achtet, bevor ihr wie besessen losrammelt.

60 Stöße,
20 Sekunden Pause

Schwierigkeitsgrad

Einfach

Intensität

Stufe 2

WILLIGER WINDHUND

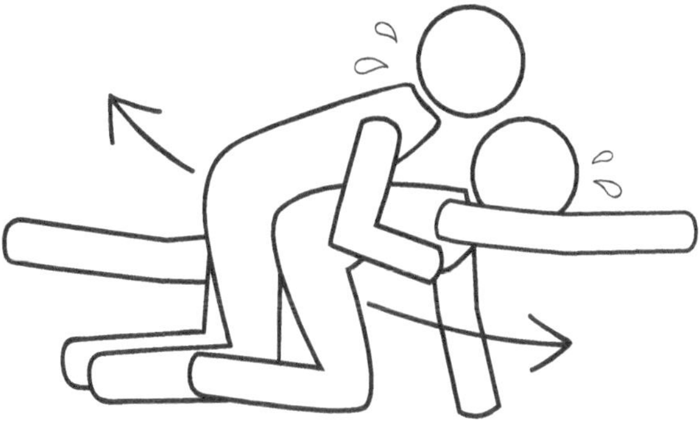

HÄNGEBRÜCKE

Hier kann er endlich mal den Harten raushängen. Und sich richtig reinhängen. Aber bloß nicht hängen lassen.

60 Stöße,
20 Sekunden Pause

Schwierigkeitsgrad

Schwierig

Intensität

Stufe 4

HÄNGEBRÜCKE

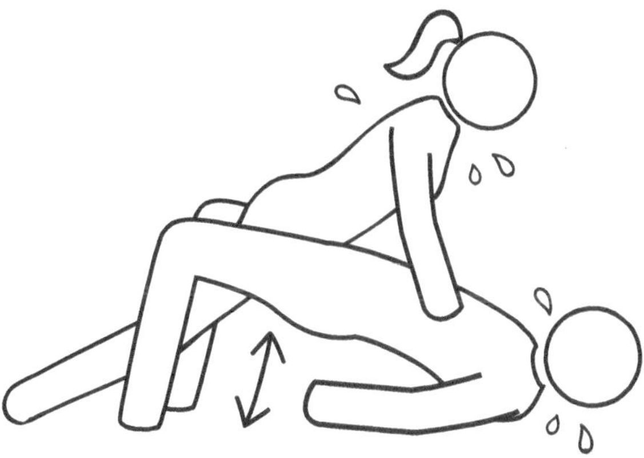

TIER MIT 8 BEINEN

Übungsvariante: auf den Fingerspitzen. Ihr wisst, warum.

60 Stöße,
20 Sekunden Pause

Schwierigkeitsgrad

Mittel

Intensität

Stufe 2

TIER MIT 8 BEINEN

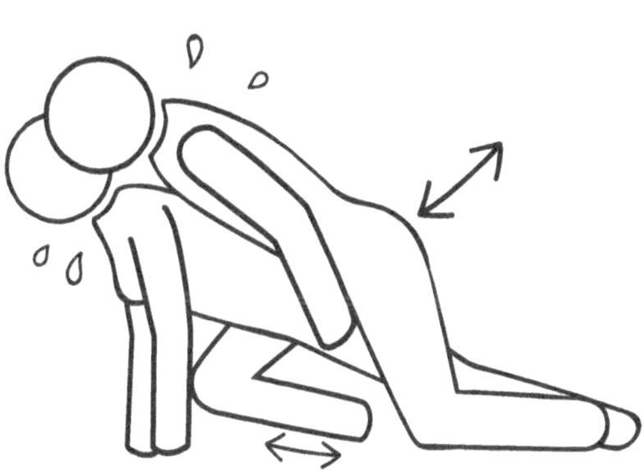

WORKOUT FÜR DEN RÜCKEN

Wie der Turnvater Jahn schon sagte: Frisch, fromm, fröhlich, geil.

SAUGENDE KOBRA

Wenn du was für deinen Rücken und für deine Partnerin tun willst.

60 Sekunden Spaß,
20 Sekunden Pause

Schwierigkeitsgrad

Anspruchsvoll

Intensität

Stufe 1

SAUGENDE KOBRA

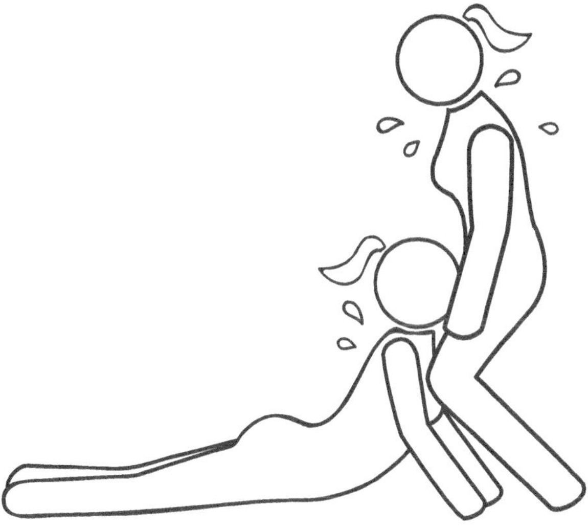

FICKWIPPE

Bei dieser Übung steht nicht nur der Spaß im Vordergrund.

60 Stöße,
20 Sekunden Pause

Schwierigkeitsgrad

Mittel

Intensität

Stufe 3

FICKWIPPE

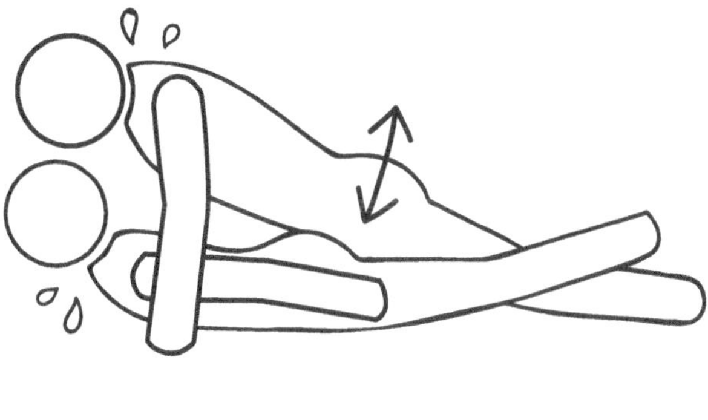

PLANKSTER

Auch hier kommt es auf korrekte Technik an, sonst wird aus dem Plankster ein Verrenkster!

60 Sekunden Spaß,
20 Sekunden Pause

Schwierigkeitsgrad

Einfach

Intensität

Stufe 2

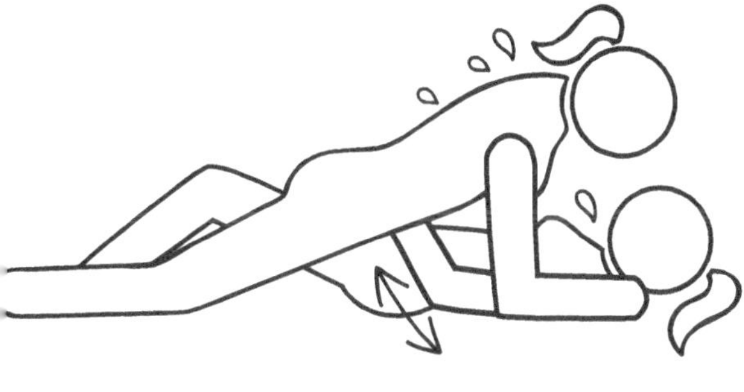

PLANKSTER

DOPPELDELFIN

Übungsvariante: Lass mal lieber Netflix gucken heute.

60 Stöße,
20 Sekunden Pause

Schwierigkeitsgrad

Anspruchsvoll

Intensität

Stufe 3

DOPPELDELFIN

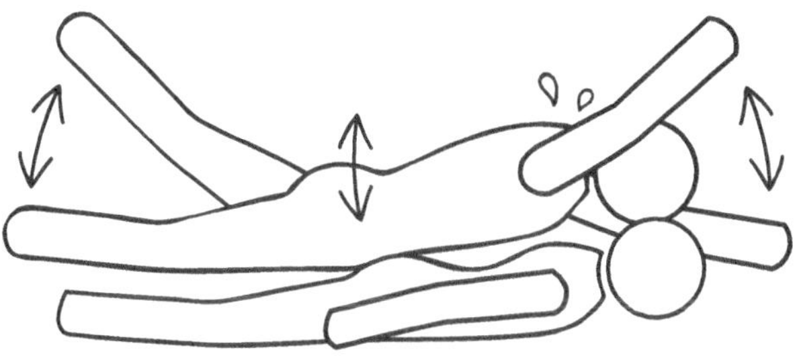

KORKENZIEHER

Bei herkömmlichen Dehnübungen wird leider fast nie die Zungenmuskulatur gekräftigt. Dabei gehört sie zu den wichtigsten Muskelgruppen des ganzen Körpers.

60 Sekunden Spaß,
20 Sekunden Pause

Schwierigkeitsgrad

Schwierig

Intensität

Stufe 2

KORKENZIEHER

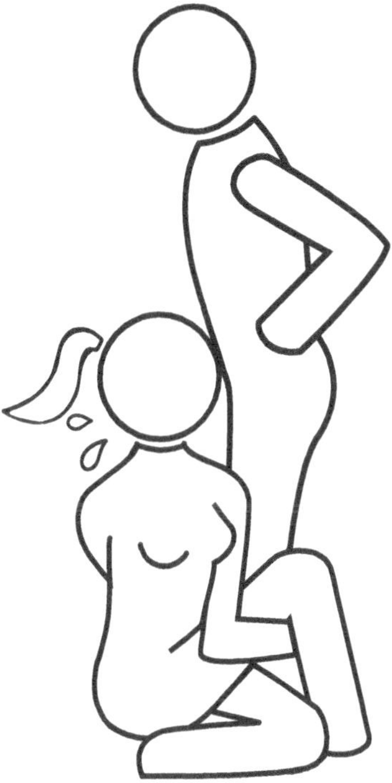

KLÖTENWÄSCHE

Der kräftigste Muskel des Körpers ist übrigens der Kaumuskel, nicht die Zunge. Also Vorsicht!

60 Sekunden Spaß,
20 Sekunden Pause

Schwierigkeitsgrad

Einfach

Intensität

Stufe 1

KLÖTENWÄSCHE

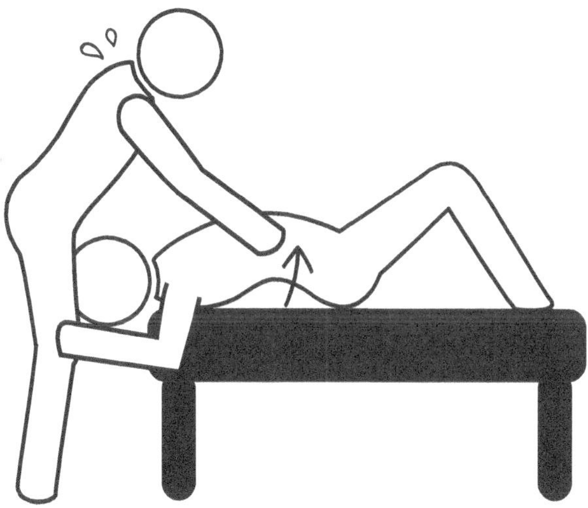

Workout für den Rücken

ÜBERBRÜCKUNGS-HILFE

Übungsvariante: Wechseln Sie doch mal zwischen Vagina und Anus. Durch die Nutzung verschiedener Körperöffnungen lassen sich ganz unterschiedliche Hebelwirkungen und Trainingseffekte erzielen, und das Training wird weniger eintönig.

60 Stöße,
20 Sekunden Pause

Schwierigkeitsgrad

Schwierig

Intensität

Stufe 4

ÜBERBRÜCKUNGSHILFE

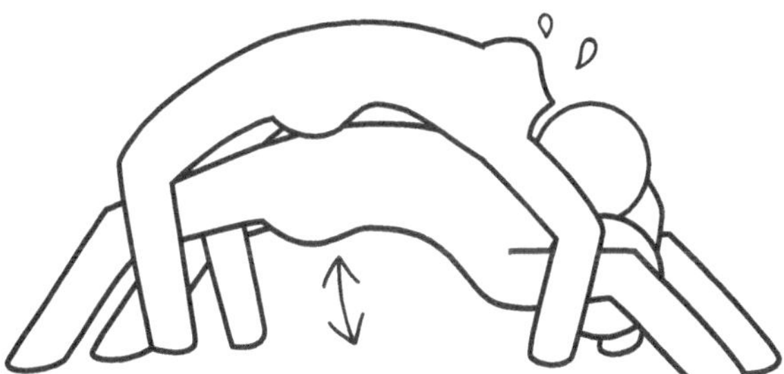

EIFFELTURM

Vorsicht: diese Übung nicht in der Nähe von Glastischen, kostbaren Vasen oder Tortenbuffets ausführen.

60 Sekunden Spaß,
20 Sekunden Pause

Schwierigkeitsgrad

Schwierig

Intensität

Stufe 1

EIFFELTURM

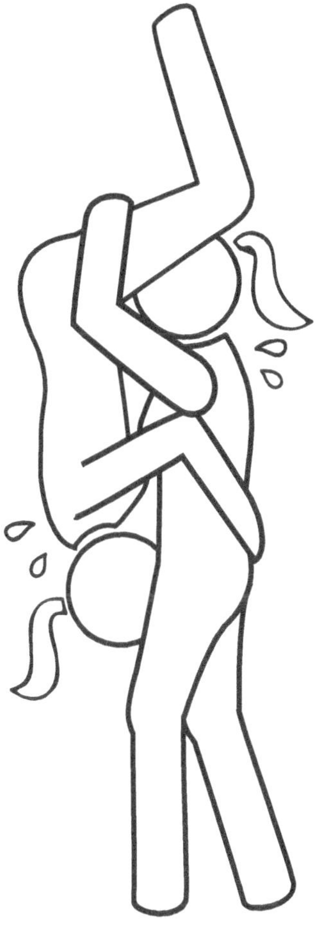

RUTENRUDERN

»Mein Freund und ich haben schon immer von einer Atlantiküberquerung geträumt. Bald müssten wir es geschafft haben.« – Kerstin aus Hamburg

60 Stöße,
20 Sekunden Pause

Schwierigkeitsgrad

Anspruchsvoll

Intensität

Stufe 3

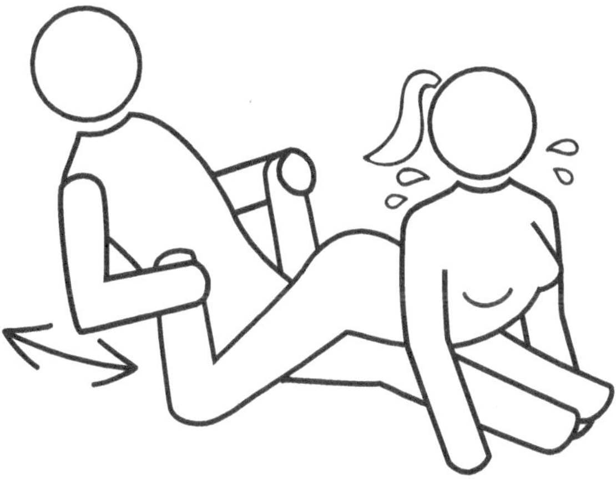

RUTENRUDERN

WORKOUT FÜR DIE BEINE

Nach dem Sex ist vor dem Sex.

VÖGELSPINNE

Bonus: Nach erfolgreichem Workout setzt man sich zur Entspannung dem Partner aufs Gesicht.

60 Stöße,
20 Sekunden Pause

Schwierigkeitsgrad

Schwierig

Intensität

Stufe 4

VÖGELSPINNE

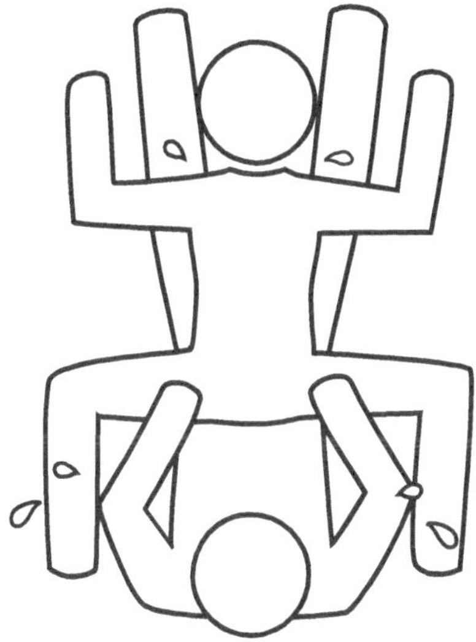

TIEFE GRÄTSCHE

Immer auf die Atmung achten! Um entspannt in den Spagat zu kommen, einfach in die zu dehnenden Muskelpartien hineinstöhnen.

60 Stöße,
20 Sekunden Pause

Schwierigkeitsgrad

Schwierig

Intensität

Stufe 3

TIEFE GRÄTSCHE

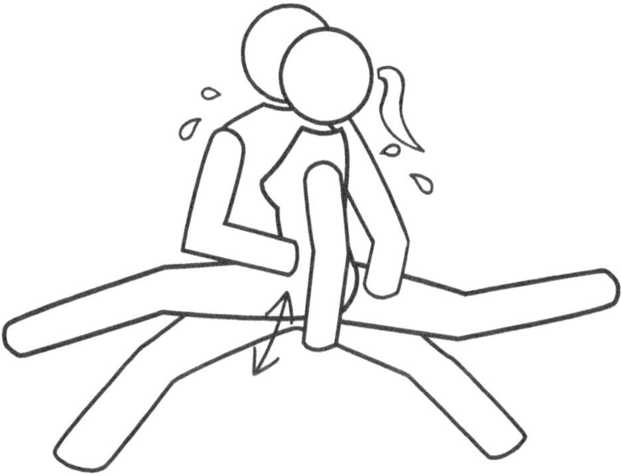

FROSCHSCHENKEL-PRESSE

Korrekte Technik ist alles! Bei dieser Übung befinden sich die Schultern über den Händen, die Knie unter den Hüften und die Nase zwischen den Möpsen.

60 Stöße,
20 Sekunden Pause

Schwierigkeitsgrad

Einfach

Intensität

Stufe 2

FROSCHSCHENKELPRESSE

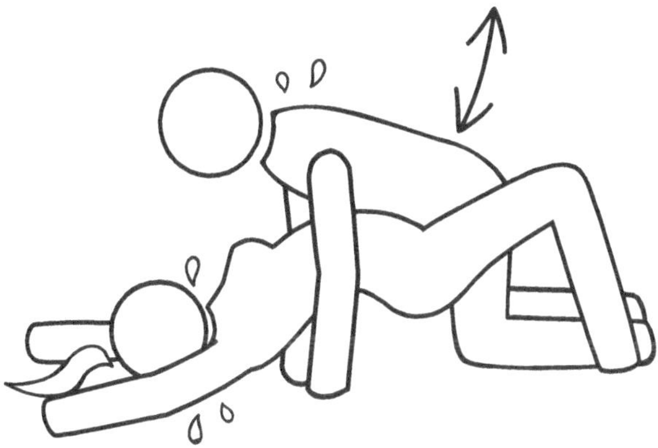

KLOHOCKE

Vorsicht: Um Verletzungen zu vermeiden, empfiehlt es sich, Penis und Vagina vor dieser Übung durch energisches Wedeln aufzuwärmen.

60 Stöße,
20 Sekunden Pause

Schwierigkeitsgrad

Mittel

Intensität

Stufe 4

KLOHOCKE

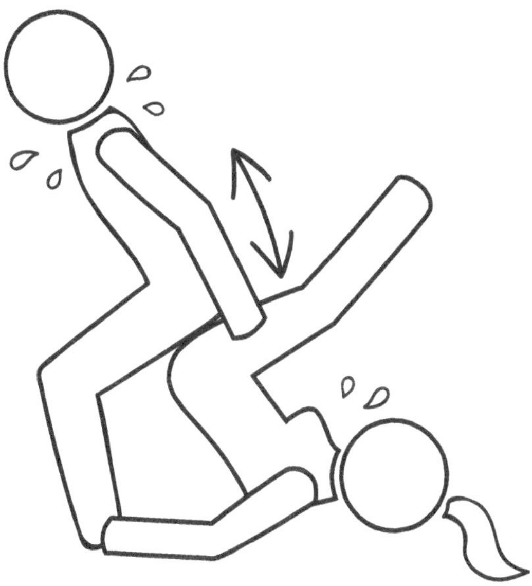

FICKSCHAUKEL

»Woher ich diesen krassen Bizeps habe? Fragen Sie mal meine Frau.« – Leon aus Wiesbaden

60 Stöße,
20 Sekunden Pause

Schwierigkeitsgrad

Anspruchsvoll

Intensität

Stufe 4

FICKSCHAUKEL

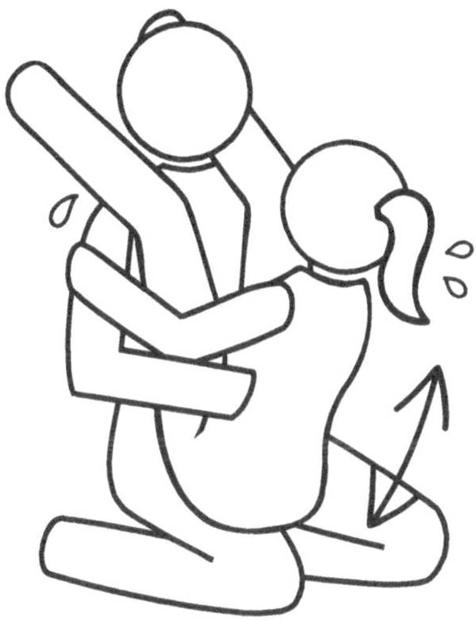

LUTSCHBEUGE

Hinweis zur Ausrichtung:
Ihre Oberschenkel und sein Schwanz bleiben schön parallel zum Boden.

30 Kniebeugen,
20 Sekunden Pause

Schwierigkeitsgrad

Einfach

Intensität

Stufe 1

LUTSCHBEUGE

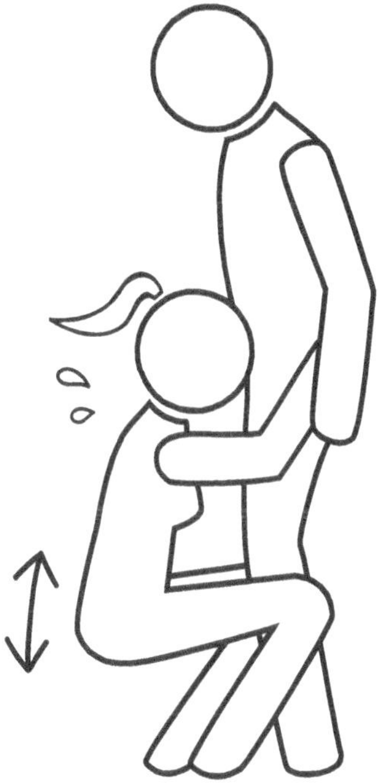

VORBEUGE IM FICKEN

Knie leicht gebeugt, Rücken lang machen, laut »Ja, ja, ja!« rufen.

60 Stöße,
20 Sekunden Pause

Schwierigkeitsgrad

Einfach

Intensität

Stufe 2

VORBEUGE IM FICKEN

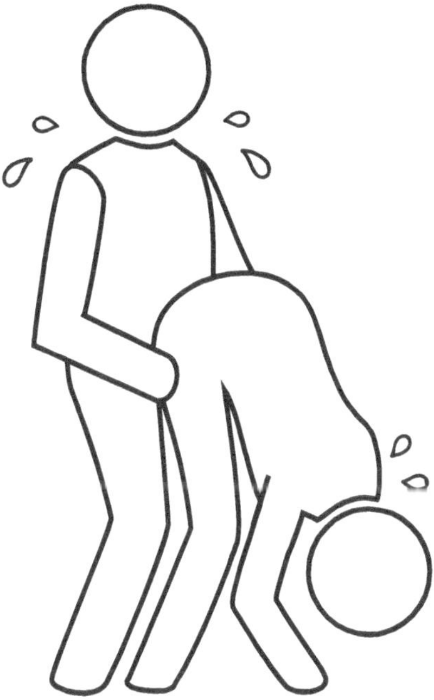

Workout für die Beine

SCHUBSKARRE

»Sag mal, wann hast du hier das letzte Mal gesaugt?«
»Na, als du das letzte Mal gekommen bist.«

60 Stöße,
20 Sekunden Pause

Schwierigkeitsgrad

Schwierig

Intensität

Stufe 3

SCHUBSKARRE

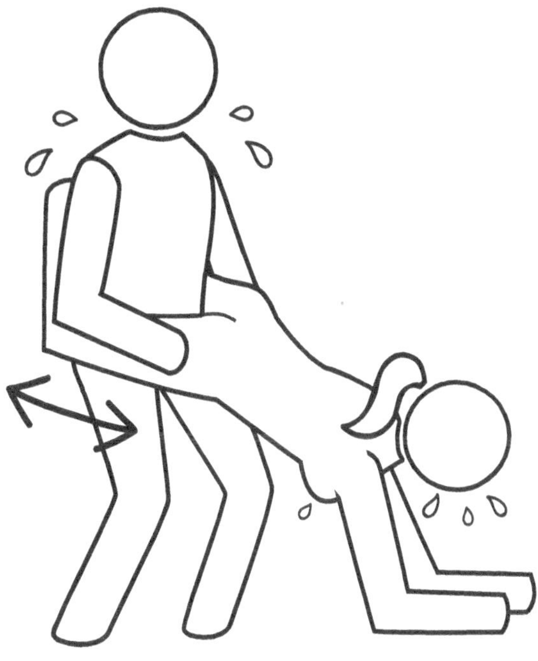

SEX-SCHRANKE

Zunächst begibt er sich mit leicht angewinkelten Knien und aufgestütztem rechtem Ellbogen in die Seitenlage, Knie hüftbreit auseinander, während sie … He, hört mir überhaupt jemand zu???

40 Stöße,
20 Sekunden Pause

Schwierigkeitsgrad

Schwierig

Intensität

Stufe 2

SEX-SCHRANKE

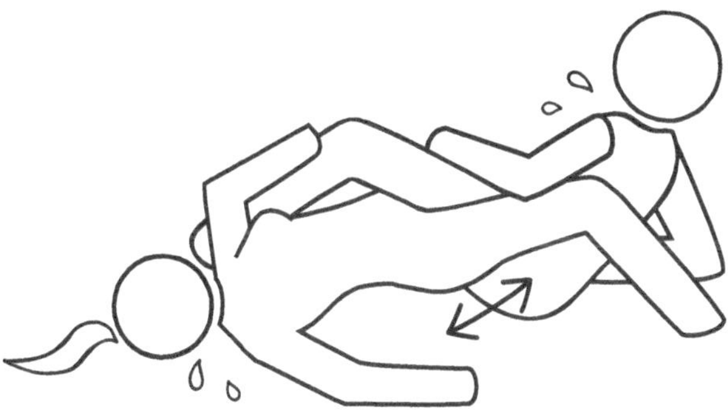

HERABFICKENDER HUND

Keine Angst, der will nur ficken.

60 Stöße,
20 Sekunden Pause

Schwierigkeitsgrad

Einfach

Intensität

Stufe 1

HERABFICKENDER HUND

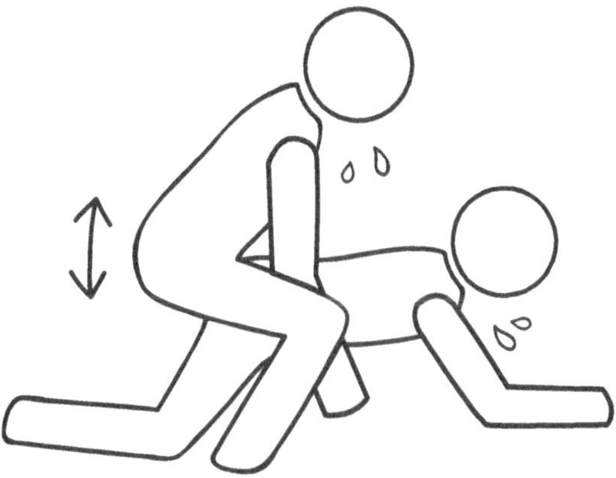

TWERKOUT FÜR DEN PO

Du brauchst keinen Traumkörper, um Sex zu haben. Hab doch einfach Sex, um einen Traumkörper zu bekommen.

SEX MIT X

»Meine Freundin und ich, wir haben uns im Bauch-Beine-Po-Kurs kennengelernt. Jetzt haben wir Bauch-Beine-Po zu Hause.« – Stella aus Castrop-Rauxel

60 Sekunden Spaß,
20 Sekunden Pause

Schwierigkeitsgrad

Schwierig

Intensität

Stufe 4

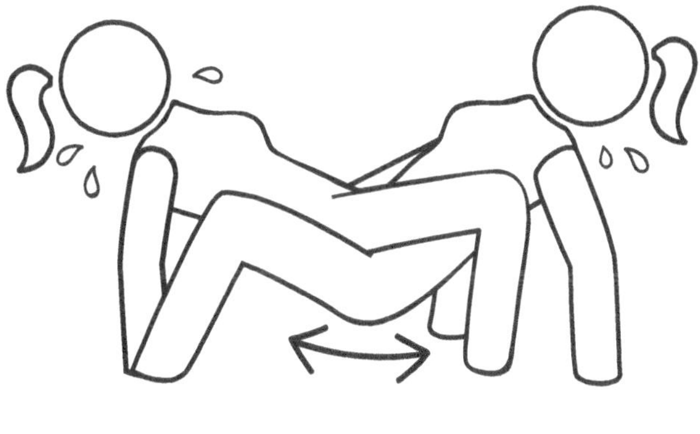

Twerkout für den Po

GESPREIZTER KNIEFICK

Das Tolle an dieser Übung: Man kann sie wirklich überall ausführen, solange man von blickdichtem Gebüsch umgeben ist.

60 Stöße,
20 Sekunden Pause

Schwierigkeitsgrad

Einfach

Intensität

Stufe 1

GESPREIZTER KNIEFICK

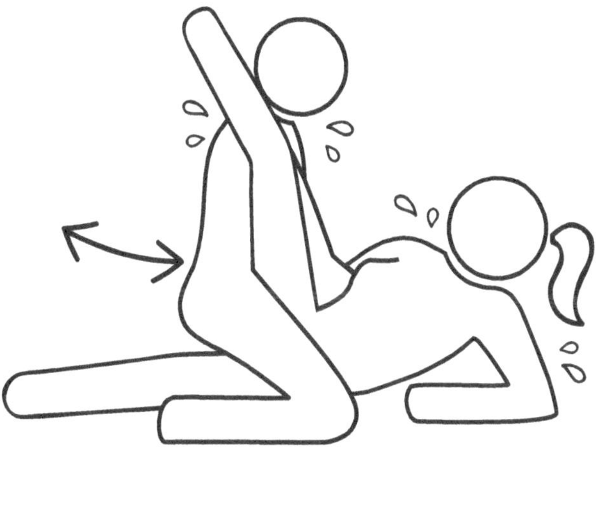

RODEO PODEO

Das Ficken ist kein Ponyhof.

60 Stöße,
20 Sekunden Pause

Schwierigkeitsgrad

Schwierig

Intensität

Stufe 2

RODEO PODEO

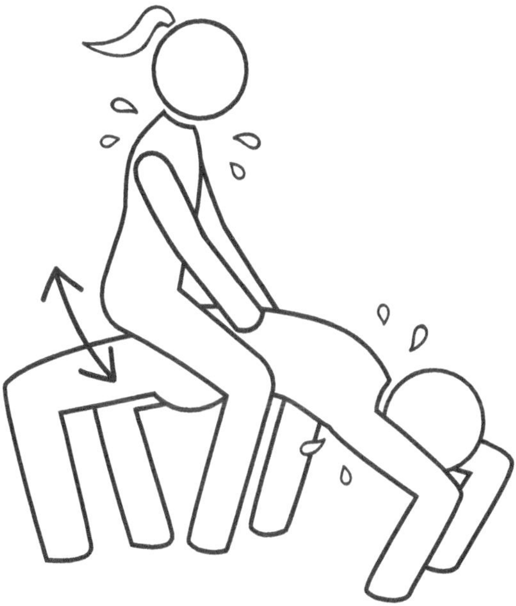

KOMMISSAR REX

Übungsvariante: vor dem Fernseher, mit Blick auf eine Naturdoku.

60 Stöße,
20 Sekunden Pause

Schwierigkeitsgrad

Einfach

Intensität

Stufe 2

KOMMISSAR REX

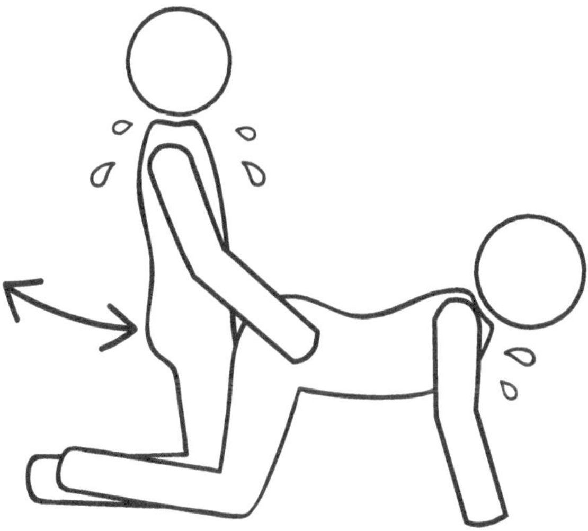

PO-RODELN

Bei dieser Übung gibt es Extrapunkte, wenn man zur Gesäß- auch eine Nackenmassage liefert.

60 Stöße,
20 Sekunden Pause

Schwierigkeitsgrad

Einfach

Intensität

Stufe 1

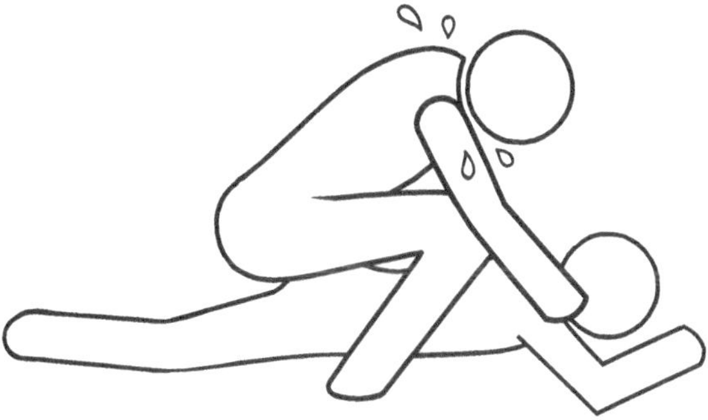

PO-RODELN

FICKBRÜCKE

Sauanstrengend für den einen, saugemütlich für den anderen. Seitenwechsel nicht vergessen.

60 Stöße,
20 Sekunden Pause

Schwierigkeitsgrad

Anspruchsvoll

Intensität

Stufe 2

FICKBRÜCKE

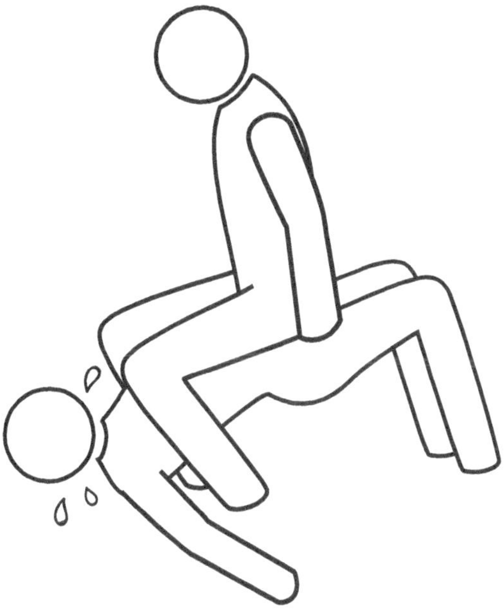

PONYREITEN

Wenn sie fällt, dann schreit er.

60 Stöße,
20 Sekunden Pause

Schwierigkeitsgrad

Einfach

Intensität

Stufe 1

PONYREITEN

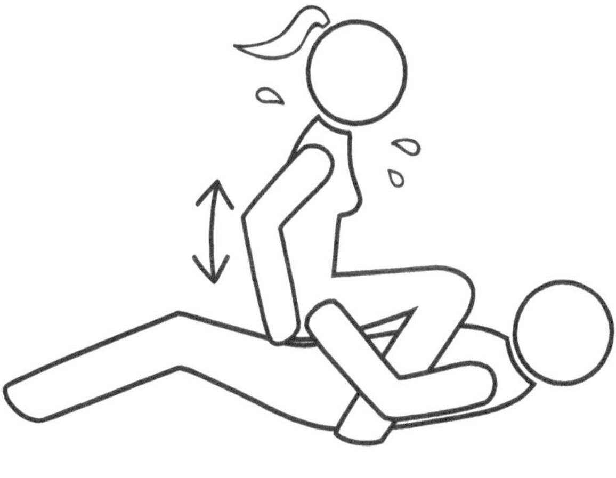

OLYMPISCHES BLASEN

»Auweia, jetzt ist er in den Schultern eingesackt und ins Hohlkreuz gegangen. Das gibt leider Abzüge in der B-Note.«

60 Sekunden Spaß,
20 Sekunden Pause

Schwierigkeitsgrad

Schwierig

Intensität

Stufe 3

OLYMPISCHES BLASEN

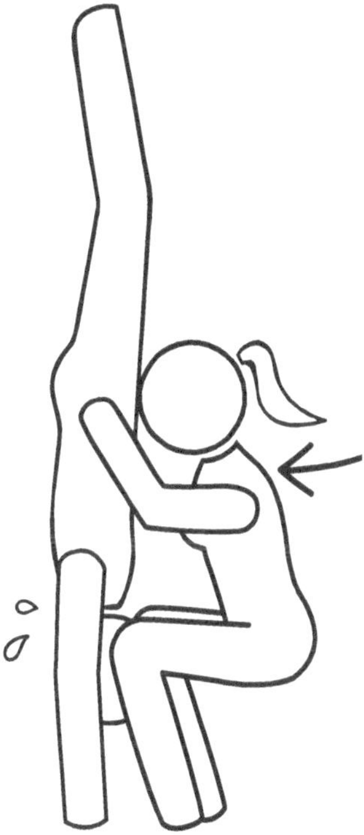

WORKOUT FÜR DIE ARME

**Sex hält fit,
und Fitness
macht sexy.
Ein Teufelskreis.**

MELKEN

Diese Übung ist durch die Fernsehsendung *Bauer sucht Frau* bekannt und beliebt geworden

45 Züge,
20 Sekunden Pause

Schwierigkeitsgrad

Einfach

Intensität

Stufe 1

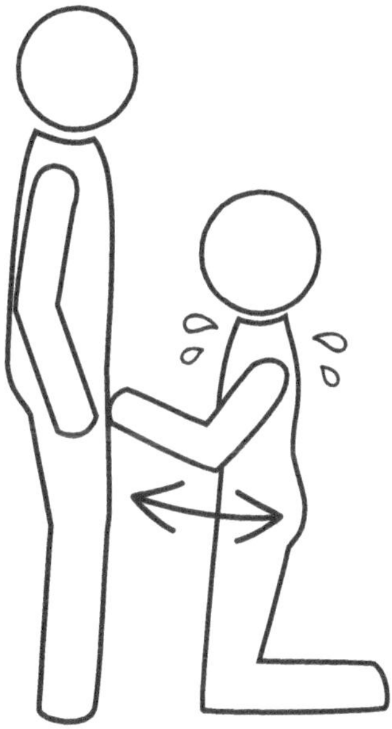

MELKEN

DÖDEL-DIPS

Das Dolle daran: dass du den Dödel dabei dermaßen dick durch die Dose dengelst.

60 Hüpfer,
20 Sekunden Pause

Schwierigkeitsgrad

Mittel

Intensität

Stufe 3

DÖDEL-DIPS

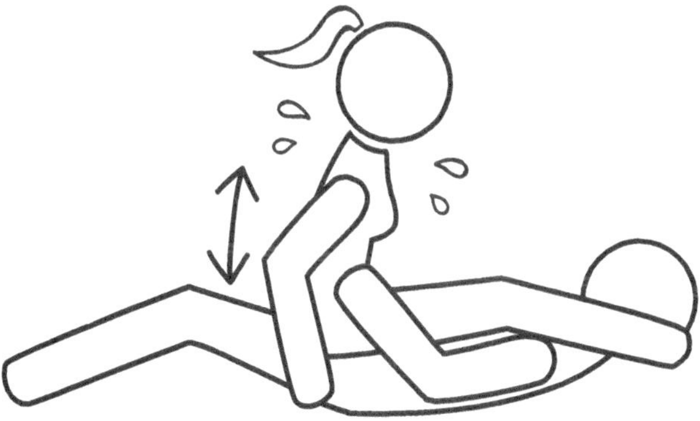

RÜCKWÄRTS EINPARKEN

»Das ewige Raus und Rein nervt gewaltig, aber was willste machen bei so einer engen Parklücke, wenn dich keiner reinwinkt.« – Sven aus Ingolstadt

60 Stöße,
20 Sekunden Pause

Schwierigkeitsgrad

Mittel

Intensität

Stufe 3

RÜCKWÄRTS EINPARKEN

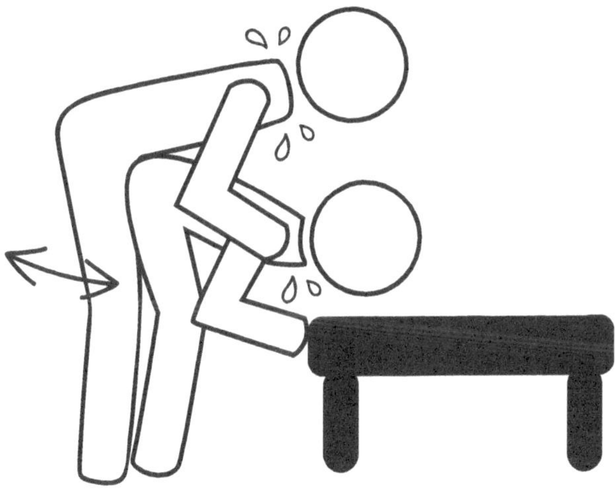

LOTUSFICK

Atme tief und entspannt in dein Wurzelchakra und lass die Kundalini-Schlange in deinem Innern emporsteigen.

60 Stöße,
20 Sekunden Pause

Schwierigkeitsgrad

Schwierig

Intensität

Stufe 4

LOTUSFICK

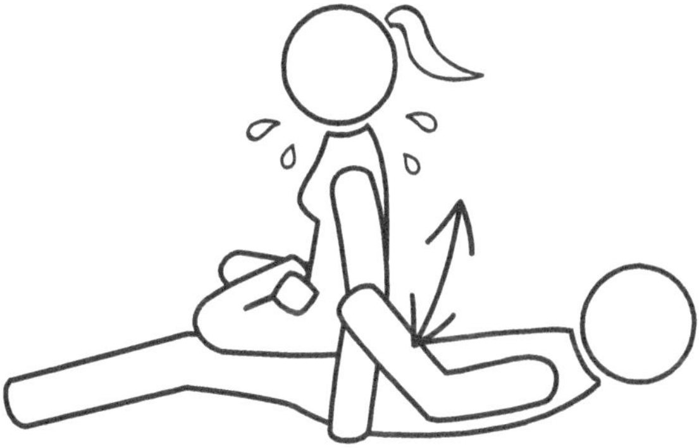

VIERFÜSSLER

Nachteil der Übung: Man verliert dabei leicht eine Kontaktlinse. Vorteil: Man findet sie leicht wieder.

60 Stöße,
20 Sekunden Pause

Schwierigkeitsgrad

Anspruchsvoll

Intensität

Stufe 2

VIERFÜSSLER

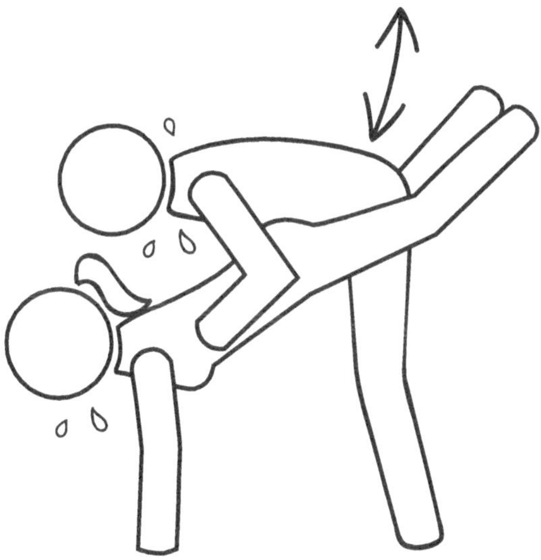

KOPULIEREN IM KOPFSTAND

Vorsicht: Führen Sie diese Übung nur unter der Aufsicht einer erfahrenen Unfallchirurgin durch.

60 Stöße,
20 Sekunden Pause

Schwierigkeitsgrad

Schwierig

Intensität

Stufe 3

KOPULIEREN IM KOPFSTAND

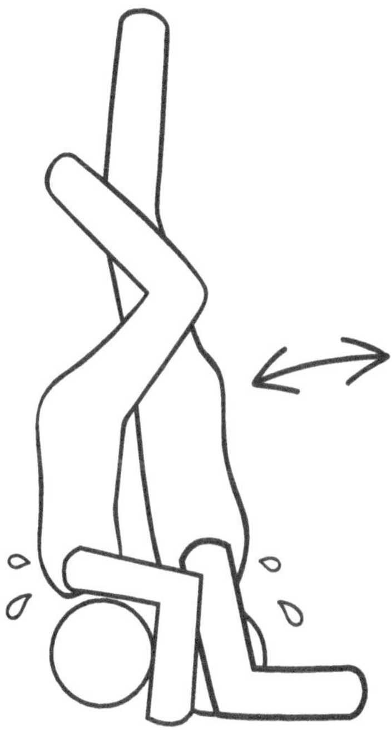

SACKZEMENT

Du willst Bizeps?
Hier hast du Bizeps!

20 Mal Stemmen,
20 Sekunden Pause

Schwierigkeitsgrad

Anspruchsvoll

Intensität

Stufe 2

SACKZEMENT

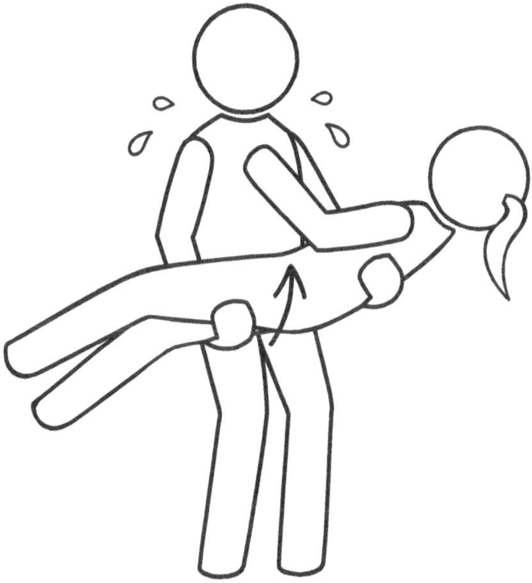

HIMMELSLEITER

Übungsvariante: an den Kufen eines tief fliegenden Hubschraubers hängend. Spaßig!

60 Sekunden Spaß, 20 Sekunden Pause

Schwierigkeitsgrad

Anspruchsvoll

Intensität

Stufe 4

HIMMELSLEITER

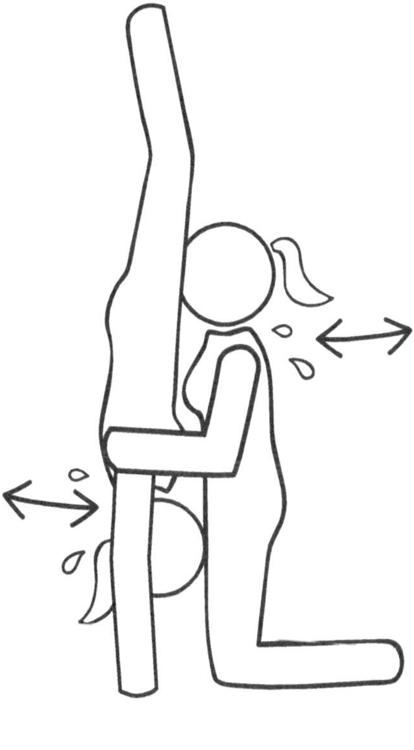

WEIHNACHTSGANS

Bei diesem Braten ist es andersherum: Erst kommt der Vogel auf den Tisch, dann wird er gefüllt.

60 Stöße,
20 Sekunden Pause

Schwierigkeitsgrad

Einfach

Intensität

Stufe 2

WEIHNACHTSGANS

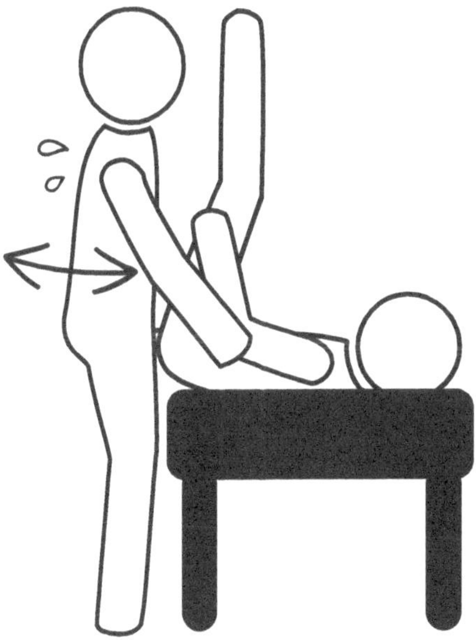

CARDIO-WORKOUT

Liebemachen ist Herzenssache.

TOTER MANN

Zugegeben: Das ist der denkbar schlechteste Name für eine Fitnessübung.

60 Stöße,
20 Sekunden Pause

Schwierigkeitsgrad

Einfach

Intensität

Stufe 3

TOTER MANN

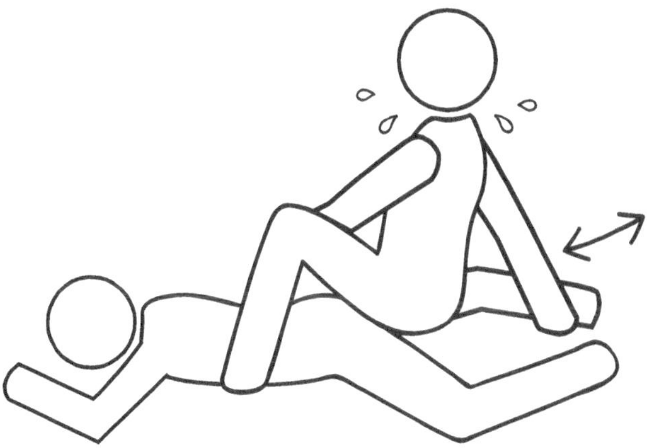

QUERE SCHERE

Das linke Bein leicht angewinkelt quer über den Bauch des Partners legen. Arme gestreckt halten. Fest an Orlando Bloom denken.

60 Stöße,
20 Sekunden Pause

Schwierigkeitsgrad

Anspruchsvoll

Intensität

Stufe 3

QUERE SCHERE

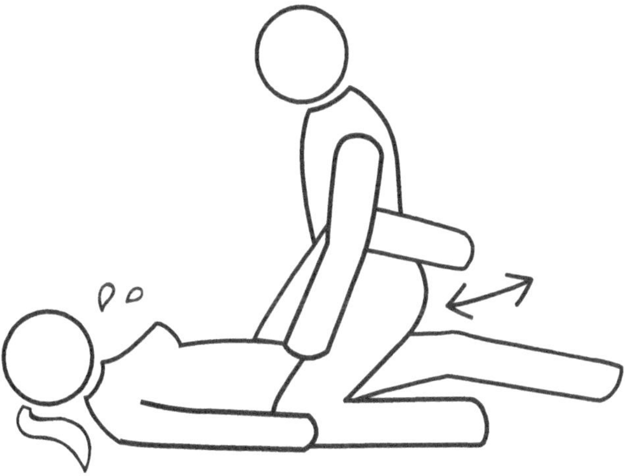

HERZENSBRECHER

Vorteil: Bei dieser Übung können beide Partner weinen, ohne dass es der andere sieht.

60 Stöße,
20 Sekunden Pause

Schwierigkeitsgrad

Einfach

Intensität

Stufe 4

HERZENSBRECHER

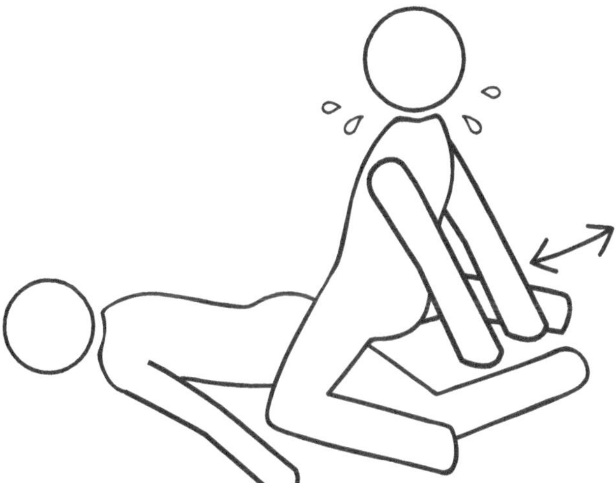

FICKEPACK

»Schatz, ich kann nicht mehr, mein Rücken!«

60 Stöße,
20 Sekunden Pause

Schwierigkeitsgrad

Anspruchsvoll

Intensität

Stufe 3

FICKEPACK

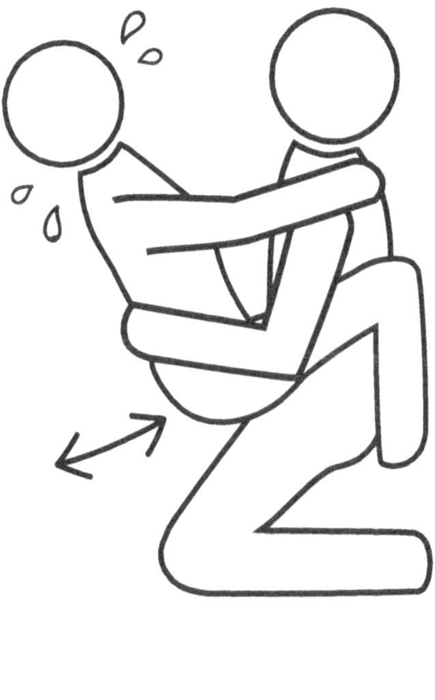

FICKEPACK RÜCKENSCHONEND

»So besser?«

60 Stöße,
20 Sekunden Pause

Schwierigkeitsgrad

Mittel

Intensität

Stufe 2

FICKEPACK RÜCKENSCHONEND

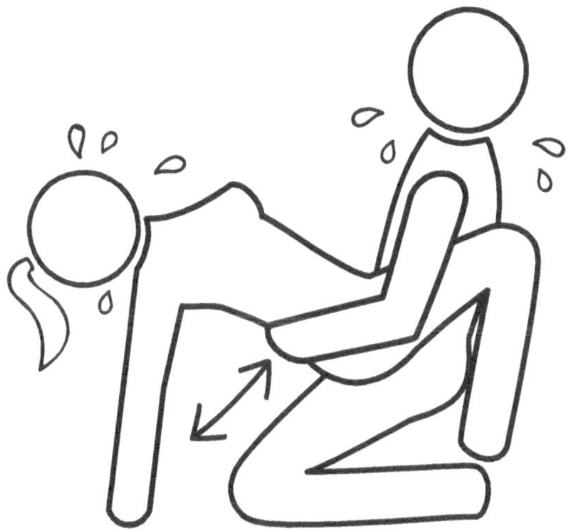

BANANA SPLIT

Eine Lieblingsübung von Turnvater Jahn. Er nannte sie »Spreizdübel«.

60 Stöße,
20 Sekunden Pause

Schwierigkeitsgrad

Einfach

Intensität

Stufe 2

BANANA SPLIT

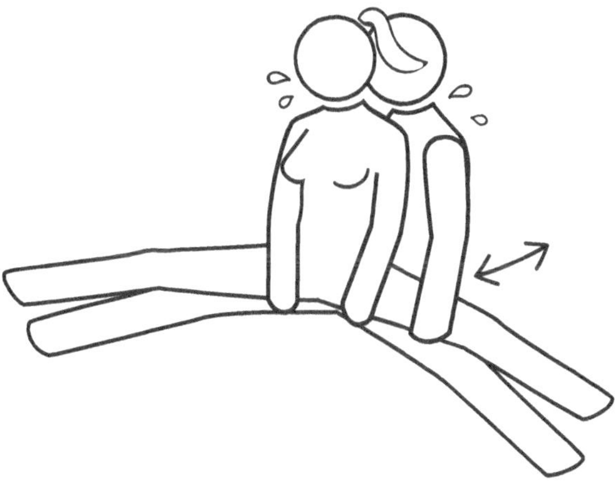

MONDAUFGANG

Wer hat das schönste Schäfchen? Das hat der goldene Mond.

60 Stöße,
20 Sekunden Pause

Schwierigkeitsgrad

Anspruchsvoll

Intensität

Stufe 4

MONDAUFGANG

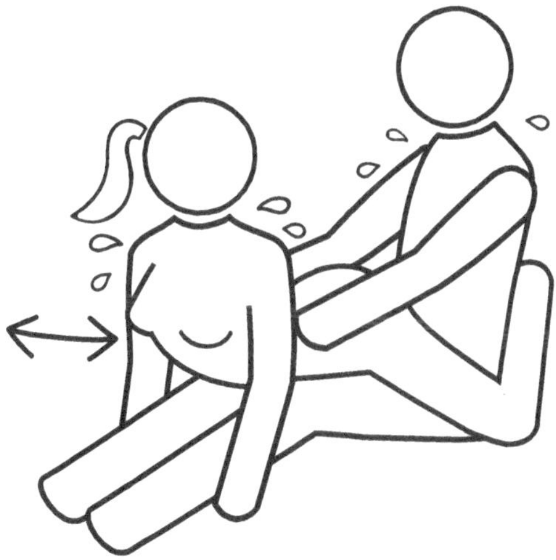

LETZTE HILFE

Wenn »Mund zu Mund« nicht reicht.

60 Stöße,
20 Sekunden Pause

Schwierigkeitsgrad

Mittel

Intensität

Stufe 2

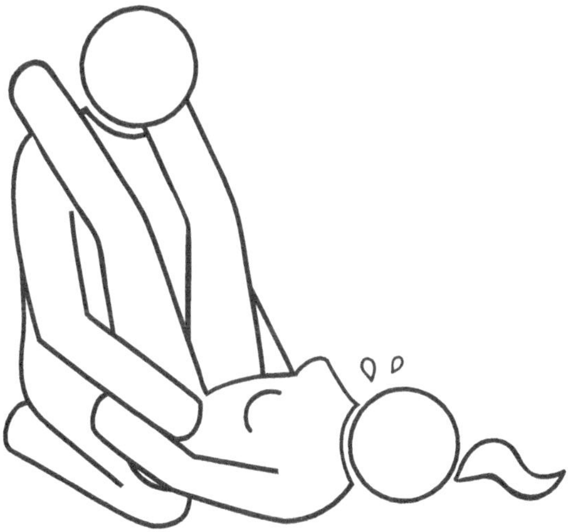

MISSIONAR

»Wir haben alle Übungen im Buch ausprobiert, aber die Missionarsstellung als allerletzte. Das ist, wie wenn man nach einem Vier-Gänge-Menü noch lecker Pommes isst.« – Jenny aus Gera

60 Stöße,
20 Sekunden Pause

Schwierigkeitsgrad

Einfach

Intensität

Stufe 4

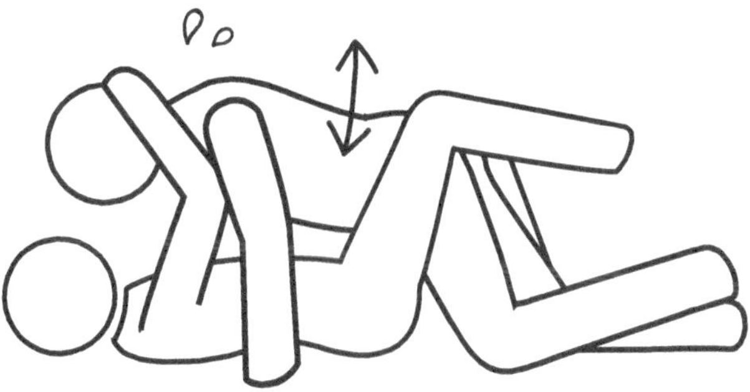

Cardio-Workout

TRAMPOLIN

Zum Schluss noch eine Übung zur Lockerung der Muschilatur.

60 Stöße,
20 Sekunden Pause

Schwierigkeitsgrad

Mittel

Intensität

Stufe 4

TRAMPOLIN

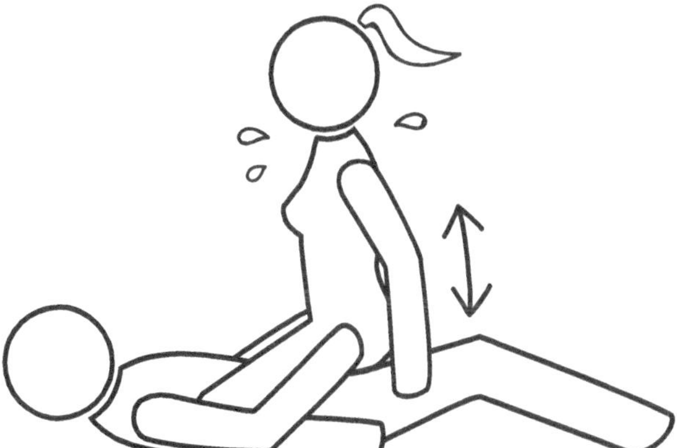

5. Auflage 2025

Türkenstraße 89, 80799 München
info@yes-publishing.de

Die englische Originalausgabe erschien 2018 bei Pop Press, an imprint of Ebury Publishing, unter dem Titel *HIIT: High Intensity Intercourse Training*. Ebury Publishing is part of the Penguin Random House group of companies.

Umschlaggestaltung: Ivan Kurylenko (hortasar covers)
Layout: Emily Snape
Satz: Daniel Förster
Druck: GGP Media GmbH, Pößneck
Printed in Germany

ISBN Print 978-3-96905-056-9
ISBN E-Book (EPUB, Mobi) 978-3-96905-057-6